CONGRÈS DE GYNÉCOLOGIE, OBSTÉTRIQUE & PÆDIATRIE

Ve SESSION

ALGER, 1-6 AVRIL 1907

La Tuberculose

chez

l'Enfant arabe

par le

Docteur EDMOND-VIDAL

Secrétaire du Congrès de Gynécologie, Obstétrique et Pædiatrie

ALGER

ÉDITION DES *ARCHIVES DE THÉRAPEUTIQUE*

8, Rue Dumont-d'Urville, 8

—

1907

La Tuberculose

chez

l'Enfant arabe

LA TUBERCULOSE

CHEZ L'ENFANT ARABE

Les facteurs sociaux de la Tuberculose chez l'enfant arabe ne sont pas en tous points semblables à ceux qui agissent en France. L'alcool, ce grand pourvoyeur de la phtisie, ne vient pas ici en première ligne, alors que l'insalubrité du logement prend une très grande importance.

Une différenciation très marquée est à faire au préalable entre l'Arabe des villes, le *Hadar*, et l'Arabe des tentes, entre le résident et le nomade. L'Arabe des villes, c'est le maure, le coulougli, résidu de toutes les races, mélange de tous les sangs, à la fois berbère, romain, arabe et turc. Au physique, c'est un lymphatique, aux chairs molles, au teint pâle, souvent blond et à peau très blanche ; au moral, c'est un doux, un paisible, un rêveur. L'enfant présente fréquemment le type gavrochien. Généralement beau pendant la première enfance, l'œil vif, intelligent et dégourdi, il se modifie aux abords de la dixième année ; son intelligence s'obscurcit, son physique se disproportionne, et il prend ce type si particulier au *hadar*, type maladif dans lequel l'œil exercé retrouve facilement les stigmates de la phtisie, alliés bien souvent à ceux de la vérole. Héréditairement marqué au coin de la syphilis, le petit Arabe des villes offre à la culture du bacille de Koch un terrain des plus propices ; la contagion le guette, et, bien souvent, il en est la victime. Chez lui, la tuberculose pulmonaire est plutôt rare avant la quinzième année : ce qu'il fait, surtout, c'est de la tuberculose locale, tuberculose cutanée, tuberculose osseuse, surtout tuberculose ganglionnaire, foyers d'où partira plus tard le bacille de Koch, pour envahir son habitat de prédilection, l'arbre pulmonaire.

Accompagnée de l'ignorance des règles les plus élémentaires de l'hygiène privée et publique, l'*habitation insalubre* est chez le *Hadar* le principal facteur de la tuberculisation infantile et il suffit d'avoir examiné de près les quartiers indigènes des villes algériennes pour en avoir la conviction.

La maison mauresque ouvre généralement dans une ruelle étroite où pénètre difficilement le soleil. Parfois, cette ruelle est voûtée et reste obscure même au milieu du jour. Si la rue est pavée et en pente, au milieu coule un ruisseau où s'épand une eau fangeuse et nauséabonde. Si elle est macadamisée, au contraire, l'Arabe aimant beaucoup à passer en rasant les maisons, le milieu reste en dos d'âne, et les eaux sales ruissellent des deux côtés, le long des murs, entraînant les ordures ménagères que ne parvient pas à enlever régulièrement le service du nettoiement, généralement imparfait.

L'on pénètre dans la maison mauresque par une porte basse, étroite, ouvrant sur un couloir en pente où quelques marches conduisent dans une cour carrée, le *patio* des maisons andalouses, autour de laquelle se trouvent les chambres. En général, chez l'artisan, chaque chambre abrite une famille composée en moyenne de cinq personnes. Étroite et longue, elle a pour unique ouverture une porte de 65 centimètres de largeur sur 1^m80 de hauteur, porte toujours fermée, en hiver d'un épais tapis, en été d'une étoffe flottante. Pas de cheminée, pas de fenêtre, pas de prise d'air. Comme ameublement, à l'une des extrémités, le lit, en cuivre ou en fer forgé, bien collé contre le mur et séparé du reste de la pièce par de doubles rideaux de mousseline. A l'opposé, une commode, un coffre, parfois une armoire, et, le long de la paroi, face à la porte, d'étroits matelas couverts de coussins, servant de sièges. Sur le sol, des tapis ou des nattes, selon la saison et la situation sociale. Or, cette unique chambre, évacuée dès l'aube par l'homme qui va à son travail ou à ses plaisirs, par les enfants qui vont à la rue, sert pendant la journée de lieu de réunion aux femmes qui, accroupies sur les nattes ou allongées sur les matelas, bavardent en mangeant des fruits ou des friandises. S'il fait froid, elles se groupent autour d'un fourneau portatif en terre, rempli de charbons ardents et de cendres, et quand l'une d'entre elles, atteinte de tuberculose pulmonaire, tousse et crache, les produits expectorés vont s'attacher aux nattes, aux tapis, aux coussins, où ils se dessèchent en toute quiétude, le ménage quotidien étant des plus sommaires.

Or, sur ces nattes et sur ces étroits matelas couchent les enfants, le lit étant réservé aux parents. A l'heure du sommeil, l'enfant se roule dans une couverture, abaisse sa chéchia au-dessous de ses yeux et s'endort à même le sol. Il respire dans cette atmosphère jamais renouvelée, dans cet air confiné, infect et oxycarboné. La bouche et le nez près du sol, il absorbe facilement les microbes qui y pullulent, en particulier le bacille tuberculeux, et, anémié d'une part, contaminé de l'autre, il remplit toutes les conditions propices à l'éclosion du mal.

A l'école arabe, où quelques enfants indigènes — l'infime minorité — viennent pendant la journée, les conditions hygiéniques sont encore plus déplorables. L'école arabe se compose d'une seule pièce ayant en moyenne 4 mètres de côté sur 3 mètres de hauteur, soit 48 mètres cubes. Cette pièce prend jour, air et lumière sur une étroite ruelle par une porte jamais ouverte franchement, mais seulement entrebâillée, et dans cette pièce sont accroupis sur des nattes les élèves, toujours assez nombreux pour se sentir les coudes et les genoux. Il suffit de pénétrer vers la fin de la journée dans une de ces écoles, foyer contagieux des plus dangereux, pour être incommodé par l'irrespirabilité de l'air surchargé de produits respiratoires et d'odeurs nauséabondes de corps sale, de laine mouillée, de sueur et de cuir. Or, nombre d'instituteurs arabes, ou *« mouallem »*, sont tuberculeux ; ils toussent et crachent sur les nattes, sur les tablettes de bois servant d'ardoises et contaminent ainsi leurs élèves.

L'insuffisance du vêtement chez l'*ouled* des villes et des campagnes est encore un facteur de tuberculose que l'on ne peut négliger. Les maladies infantiles, la rougeole en particulier, font dans les douars de véritables hécatombes d'enfants ; ceux qui échappent à la maladie, abandonnés à eux-mêmes avant la convalescence, à peine vêtus d'une chemise écourtée par en haut et par en bas, présentent de nombreuses complications pulmonaires, parmi lesquelles surtout la pleurésie et l'adénopathie trachéo-bronchique ne font que précéder la tuberculose. Si nous joignons à cela la *nourriture insuffisante*, allant dans certaines régions et à certaines époques de l'année jusqu'à l'inanition, nous n'aurons pas lieu d'être surpris du nombre des enfants tuberculeux rencontrés chez les Arabes tout aussi bien des villes que des campagnes ou des montagnes.

Or, le bacille tuberculeux frappant aveuglément l'indigène et l'européen, comme il frappe le riche et le pauvre, garantir l'indigène c'est sauvegarder l'européen : il expectore dans les rues, et ses crachats desséchés volent avec les poussières jusque dans nos poumons ; il tousse sur les fruits qu'il apporte au marché et que nous consommons ; il crache sur le sable et dans les jardins où jouent nos enfants, et c'est sa tuberculose qui nous tuberculise. N'est-ce pas là une raison plus que suffisante pour nous inciter à la lutte contre la tuberculose de l'Arabe, puisqu'en l'en garantissant, c'est nous que nous protégeons ?

La plupart des moyens propres à garantir les enfants indigènes contre la tuberculose font partie de l'ensemble du programme de prophylaxie sociale que trace la loi de 1902 sur la santé publique. Appliquée à la Métropole, cette loi est encore à l'étude au Gouvernement général de l'Algérie et il est à craindre que son application ne soit encore longtemps retardée par des questions d'ordre budgétaire. Pourtant l'hygiène et la santé publique jouent dans l'accroissement d'un peuple jeune un rôle assez important, et leur influence sur le physique et sur le moral est assez manifeste pour que tout ce qui s'y rapporte soit d'utilité immédiate et que la réglementation en doive passer avant toutes choses.

Il est donc de notre devoir d'insister auprès du Gouvernement général de l'Algérie pour que, spécialement en matière de lutte anti-tuberculeuse, la loi de 1902, et en particulier les paragraphes relatifs à la salubrité des villes et des maisons, à la déclaration des maladies infectieuses et à la désinfection, soient appliqués au plus tôt, surtout à la population indigène des villes. Il faut, dans un but d'intérêt commun, faire pénétrer dans le milieu arabe l'air et la lumière pour en chasser la tuberculose ; il faut supprimer ou assainir les fosses fixes, faisant de chaque maison un foyer d'infection ; il faut désinfecter avec soin après les décès suspects.

Quant à l'école, autre foyer de tuberculose, il faut étendre à la population indigène les mesures que l'on commence à appliquer aux écoles européennes et créer une *inspection des écoles indigènes* fonctionnant régulièrement et consciencieusement. Il existe bien dans toutes les villes une inspection de femmes publiques, européennes ou indigènes ; pourquoi n'existerait-il pas une inspection des enfants des écoles ? La syphilis fait-elle

plus de ravages que la tuberculose et sa prophylaxie n'est-elle
pas d'importance primordiale? Le médecin-inspecteur des écoles
indigènes veillerait à l'aération et à l'ensoleillement des classes,
à la suffisance du cube d'air, à l'éloignement des sujets tuberculeux, élèves ou *mouallemin*, et même à l'éducation anti-tuberculeuse des uns et des autres.

Cette prophylaxie et cette éducation anti-tuberculeuse pour-
raient être faites encore avec grand profit dans ces *consultations
pour femmes et enfants indigènes* que le Gouvernement général a
installé dans un certain nombre de villes de l'Algérie. Là, mieux
que partout ailleurs, la doctoresse chargée du service des consultations pourrait prêcher la bonne parole et donner d'utiles
conseils. Ce qui ne frappera pas une première fois, frappera la
seconde ou la dixième, et quand un résultat, même minime,
aura été obtenu, il suffira à appuyer les bons conseils et à les
faire suivre, à la condition, toutefois, que l'on ne heurte pas
brutalement les préjugés et les croyances des indigènes pour
leur imposer l'adoption immédiate de nos méthodes hygiéniques
et thérapeutiques. Bien au contraire, il faut se servir de ces
préjugés comme d'un bélier pour implanter nos idées, à la condition encore que ces idées soient rationnelles et pratiques et
non théoriques et inapplicables, comme elles le sont si souvent !

A côté du rôle administratif souvent bien limité en raison,
d'une part, de la lenteur qui préside à la mise en branle des
rouages officiels, et, d'autre part, des difficultés budgétaires, il
nous faut étendre le rôle de l'*initiative privée* en matière de
lutte contre la tuberculose infantile chez les indigènes.

Quelques esprits chagrins ont nié la possibilité de faire œuvre
utile en se basant sur l'initiative privée, invoquant à l'appui de
leur thèse l'indifférence du public et l'absence de grosses fortu-
nes en Algérie, joints à l'égoïsme fatal chez un peuple jeune et
en voie d'accroissement. Un peu de psychologie suffit pour faire
table rase de ces arguments issus d'une connaissance imparfaite
de la mentalité algérienne. Certes, il manque à l'Algérie quel-
ques-uns de ces philanthropes à grosse fortune et à grands
loisirs, capables de se passionner pour de grandes idées et de
mettre à leur disposition leur temps et leur argent, mais le nombre d'œuvres sociales déjà existantes et en voie de prospérité
suffit amplement à prouver la possibilité de faire œuvre sociale
aussi bien en Algérie que partout ailleurs.

C'est de l'association de tous ces moyens sociaux que résultera dans l'avenir la diminution de la morbidité tuberculeuse en Algérie. Beaucoup plus que l'adulte, l'enfant doit attirer l'attention de l'hygiéniste et du philanthrope, la malléabilité de son terrain permettant de le rendre aisément réfractaire aux causes de tuberculisation auxquelles résiste plus difficilement l'adulte, et, pour n'envisager que l'enfant arabe, l'*ouled*, qui a fait surtout l'objet de cette étude, il faut, par des mesures d'ordre public et privé, le soustraire à la Tuberculose, danger social et pour l'Arabe lui-même et pour l'Européen vivant dans les mêmes milieux.

C'est pourquoi je demande à la section de médecine et d'hygiène infantile du Congrès de vouloir bien émettre le vœu que la loi du 15 février 1902 sur la santé publique soit appliquée dans le plus bref délai à l'Algérie, tant aux milieux européens qu'aux milieux indigènes.

* *
*

A la suite de cette communication la section de médecine et d'hygiène infantile a adopté à l'unanimité le vœu suivant, qui a été ratifié par l'assemblée plénière :

« Le Congrès de Gynécologie, d'Obstétrique et de Pædiatrie émet le vœu que la loi du 15 février 1902 relative à la santé publique et, en particulier, le texte relatif à l'hygiène infantile, soit appliquée à l'Algérie, dans les limites compatibles avec les conditions locales, à la population indigène des communes de plein exercice aussi bien qu'à la population européenne. »

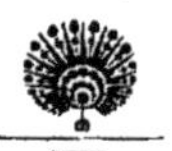

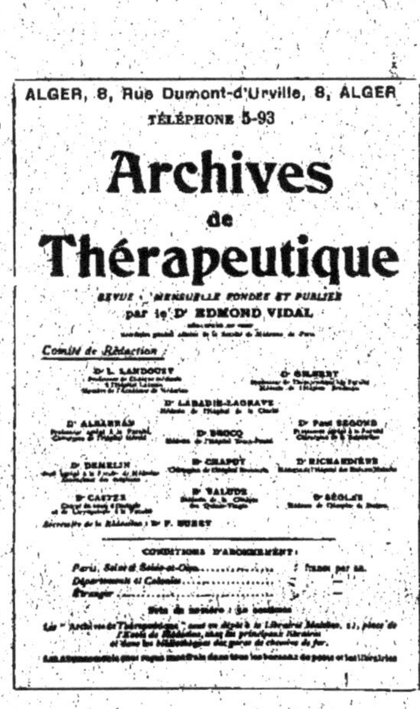

ALGER, 8, Rue Dumont-d'Urville, 8, ALGER
TÉLÉPHONE 5-93
Archives
de
Thérapeutique
REVUE MENSUELLE FONDÉE ET PUBLIÉE
par le Dr EDMOND VIDAL
Comité de Rédaction
Dr L. LANDOUZY
Dr GILBERT
Dr LABADIE-LAGRAVE
Dr ALBARRAN
Dr BROCQ
Dr Paul SEGOND
Dr DEMELIN
Dr CHAPUT
Dr RICHARDIÈRE
Dr CASTEX
Dr VALUDE
Dr SÉGLAS
Secrétaire de la Rédaction : Dr F. HUET
CONDITIONS D'ABONNEMENT :
Paris, Seine et Seine-et-Oise
Départements et Colonies
Étranger

9 782019 956318